ROLE

DES MICROBES

DANS

LA PRODUCTION DES MALADIES.

------◆------

Mesdames, Messieurs,

J'ai à vous parler du rôle des êtres microscopiques dans la production des maladies.

Sous le nom d'*êtres microscopiques* ou *microbes*, on désigne tous les êtres vivants trop petits pour être vus à l'œil nu, tous ceux qu'on ne peut apercevoir qu'avec l'aide d'instruments destinés à les grossir un grand nombre de fois. Mais, si j'acceptais cette définition d'une façon rigoureuse, j'aurais à vous entretenir de maladies parasitaires connues et étudiées depuis longtemps, telles que la *gale*, produite par un *acare*, la *trichinose*, produite par un petit ver appelé *trichine*. Ce n'est pas là le but que je me propose. Parmi les êtres microscopiques, il y en a qui sont encore très petits relativement aux précédents et qui s'en distinguent aussi parce qu'ils ne sont formés que par une cellule simple ou par une réunion de cellules identiques pouvant vivre d'une façon indépendante. Ce sont ceux-là qui ont fait plus particulièrement, depuis vingt-cinq ans, le sujet des recherches de mon illustre maître M. Pasteur, et c'est d'eux seulement que je m'occuperai aujourd'hui.

Faisons des infusions de substances organiques animales ou végétales diverses, par exemple des infusions de foin, de levure de bière, de muscles de divers animaux, c'est-à-dire mettons à digérer ces substances avec de l'eau pendant quelques heures, soit à chaud, soit à froid, puis filtrons. Nous aurons des liquides très limpides comme ceux que vous voyez ici, et dans lesquels le microscope ne montre pas d'êtres organisés. Plaçons ces infusions dans une chambre chaude, entre 3o et 4o°, et, après un jour ou deux, tous ces liquides seront devenus troubles. On dit qu'ils se sont altérés. — Voici l'aspect des liquides après l'altération. — Examinons au microscope et à un grossissement de 4 ou 5oo diamètres une goutte de ces liquides. Un spectacle véritablement surprenant se présente alors à nos yeux : tout le champ est rempli d'êtres vivants, les uns se mouvant avec une grande rapidité, d'autres plus lentement, quelques-uns sont immobiles. Leurs formes sont variées, surtout lorsqu'on examine des infusions de nature différente, ce qui tient à ce que chacun de ces êtres a besoin, pour vivre, de milieux ayant une composition déterminée. On y remarque des filaments longs, flexibles, ayant un mouvement ondulatoire comme des serpents : ce sont des *vibrions;* puis des bâtonnets simples ou articulés, très courts, mobiles, dans lesquels la longueur ne dépasse guère deux fois le diamètre, et qui portent le nom de *bactéries.* D'autres se présentent sous la forme de bâtonnets droits ou articulés, mobiles ou immobiles, dans lesquels chaque article reste rigide : ce sont des *bacillus;* d'autres enfin sont formés par des cellules ovales ou arrondies, isolées ou groupées par 2, 4, 6, 8, formant ainsi quelquefois des chaînes ressemblant aux grains d'un chapelet : ce sont des *micrococcus.*

Je m'empresse d'ajouter qu'il ne faut pas attacher une trop grande importance à cette classification, car l'aspect morphologique de tous ces petits êtres est variable suivant les conditions où ils se trouvent placés. L'histoire naturelle de beaucoup d'entre eux est loin, d'ailleurs, d'être faite, et il serait prématuré de vouloir, dès maintenant, établir une classification complète. Je n'essayerai pas davantage de trancher la question de savoir si ces êtres doivent être rangés parmi les végétaux ou les animaux, cette question ne me paraissant pas non plus suffisamment élucidée et n'ayant qu'une importance secondaire au point de vue qui nous occupe.

Je vais vous montrer quelques-unes des formes dont je viens de vous parler.

Il serait difficile de projeter des vibrions mobiles, parce qu'ils sont trop petits, mais voici d'autres êtres beaucoup plus gros et qui leur ressemblent par la forme et le mouvement (¹).

____

(¹) On projette des anguillules.

Les bactéries sont également trop petites pour être projetées directement, mais voici une photographie de bacillus immobiles (²). Ce sont ces organismes qui produisent l'amertume des vins.

Voici maintenant des micrococcus (³). Ce sont des cellules de *Mycoderma aceti*, c'est-à-dire de l'organisme qui produit le vinaigre.

Enfin, voici une photographie qui vous donne une idée de l'ensemble des organismes que l'on rencontre le plus ordinairement dans une infusion altérée. Ce sont ceux trouvés par M. Pasteur dans les diverses maladies de la bière.

En voyant toutes les infusions se remplir de ces petits êtres aux formes si variées, une première pensée se présente à l'esprit. D'où viennent-ils ? Les liquides étaient d'abord limpides, puis tout à coup ils se troublent et se remplissent d'une multitude prodigieuse de petits êtres vivants. Ceux-ci paraissent donc nés *spontanément*, c'est-à-dire produits par le liquide lui-même sous l'influence de la chaleur. Ce fut bien là, en effet, l'idée des premiers observateurs. Mais nous savons tous aujourd'hui, grâce aux belles expériences de M. Pasteur, dans le détail desquelles je n'ai pas à entrer ici, que ces êtres viennent toujours de germes vivants formés antérieurement par des organismes semblables. Sans doute on ne peut démontrer que la génération spontanée est impossible, parce que dans les sciences d'observation on ne démontre pas une négation, mais ce que M. Pasteur a démontré, c'est que toutes les expériences par lesquelles on croyait l'avoir établie étaient erronées. S'il reste encore quelques observateurs qui croient à la génération spontanée, ils ne peuvent appuyer leur opinion que sur des vues de l'esprit. Nous dirons donc que, dans l'état actuel de la science, la génération spontanée n'existe pas.

Il est d'ailleurs facile d'avoir des infusions organiques restant indéfiniment stériles, c'est-à-dire ne donnant jamais naissance à des êtres microscopiques; il suffit de les chauffer à une température de 115 à 120°, température qui détruit tous les germes à l'état humide. Voici différentes infusions qui ont été chauffées de cette façon, et vous voyez qu'elles ont conservé leur limpidité primitive. Elles ne sont séparées de

---

(²) On projette le bacillus de l'amertume des vins.
(³) On projette du *Mycoderma aceti*.

l'air extérieur que par un tampon de coton qui laisse passer les gaz, mais s'oppose à l'introduction des particules solides qui existent dans l'air. Parmi les particules se trouvent précisément ces *germes* d'organismes, germes que j'aurai l'occasion de vous montrer tout à l'heure dans leur aspect propre et dans leur mode même de formation. On peut manier ces liquides et les mettre dans d'autres vases suivant les besoins de l'expérimentation ; ils resteront toujours indéfiniment stériles, pourvu qu'on réalise les deux conditions suivantes : éviter les germes de l'air, et ne se servir que de vases eux-mêmes privés de germes. La première condition dépend beaucoup de l'habileté de l'expérimentateur. Quant à la seconde, il suffit de *flamber* les vases, c'est-à-dire de les chauffer dans un fourneau à gaz à une température de 150 à 200°.

Avec ces ballons stérilisés, rien n'est aussi simple que de montrer la présence des germes dans l'air. Enlevons les tampons de coton de cent ballons, attendons quelques instants, de façon à laisser tomber les germes comme tombent toutes les poussières, puis remettons le coton. Au bout de vingt-quatre ou quarante-huit heures, nous constaterons que 50, 60, 80 ballons et même plus renferment des organismes. Le nombre des ballons qui s'altèrent est très variable, ce qui tient à ce que les germes en suspension dans l'air sont aussi en quantité fort variable. Ils sont beaucoup plus nombreux, par exemple, dans une salle qui vient d'être balayée que dans une autre où l'on n'est pas entré depuis plusieurs jours ; ils sont plus nombreux aussi dans les villes que dans les campagnes, dans les plaines que sur les hautes montagnes, etc.

Les germes des microbes existent également dans les eaux communes, et, en général, à la surface de tous les objets. Introduisons, en effet, quelques gouttes d'eau commune, d'eau de Seine, par exemple, des fragments de bois, de paille, de terre, dans ces ballons stériles, et au bout de deux ou trois jours, tous ces ballons seront troubles et remplis d'organismes.

Nous comprenons maintenant pourquoi nos infusions s'altèrent toujours lorsqu'on ne prend pas de précautions particulières. Les germes, cause de l'altération, proviennent, soit des vases, soit de l'air, soit des liquides.

Ainsi il semble que partout autour de nous se trouvent des germes de microbes. Cependant, en réalité, ces germes n'existent pas partout. Ils n'existent pas : 1° dans les eaux de sources au moment où elles sortent du sol; 2° dans les tissus et les liquides internes des végétaux et des animaux à l'état normal. On peut, en effet, semer les eaux de sources, les sucs des fruits, les muscles, le foie, la rate, la substance cérébrale, etc., des animaux dans des infusions organiques stériles sans provoquer le moins du monde leur altération. On peut même recueillir directement, avec une grande facilité, du sang, du lait, de la lymphe, de l'humeur aqueuse dans des ballons flambés, et ces liquides, les plus altérables que l'on connaisse, se conservent indéfiniment sans montrer jamais le moindre organisme microscopique. Voici, de ces liquides recueillis depuis plusieurs mois et dans lesquels il serait impossible au micrographe le plus exercé d'y trouver trace d'êtres vivants. Cette expérience, qui est capitale au point de vue de l'étude des maladies contagieuses, suffirait presque, soit dit en passant, pour démontrer qu'il n'y a pas de génération spontanée.

On conçoit aisément que les germes, même les plus ténus, n'existent pas dans les eaux de sources et dans les tissus internes des végétaux et des animaux. De même que l'air, en filtrant sur un tampon de coton, se dépouille de toutes les poussières et de tous les germes qu'il tient en suspension, de même aussi les eaux des sources sont filtrées par leur passage à travers le sol, les liquides qui servent à la nutrition des plantes sont filtrés par les radicelles, et les aliments absorbés par les animaux sont filtrés par les muqueuses des organes de la respiration et de la digestion.

Ajoutons que l'écorce chez les végétaux et la peau chez les animaux s'opposent également, du côté de l'extérieur, à l'introduction des germes.

De tout ceci il résulte que, au milieu de la souillure générale de la terre, de l'air et des eaux, le corps des êtres vivants est fermé à l'introduction des microbes. Mais qu'arrivera-t-il si, pour une cause quelconque, des germes passent dans l'intérieur des tissus végétaux ou animaux? Vous le devinez, messieurs. Que sont, en effet, les liquides qu'on rencontre dans les végétaux et les animaux, si ce n'est de véritables infusions de la nature de celles que je vous montrais tout à l'heure? Deux cas pourront donc se présenter : ou bien ces germes ne trouveront pas les conditions propres à leur vie et à leur reproduction, et alors ils périront rapidement; ou bien ils trouveront des conditions favorables, ils pulluleront avec rapidité et envahiront tout ou partie du corps de l'animal. Dans le premier cas, les germes auront été sans action; dans le second, ils amèneront la maladie et souvent même la mort. En se reproduisant, en effet, et en envahissant le corps d'un animal, ces microbes ont profondément changé les conditions de la vie. Soit qu'ils aient donné naissance, par leurs sécrétions, à de véritables poisons, soit qu'ils aient enlevé aux cellules du corps les éléments nécessaires à leur vie, il n'en est pas moins certain que la composition des liquides et des tissus de l'organisme a changé. La maladie et la mort en sont la conséquence naturelle.

Ce n'est pas là une simple vue de l'esprit. Si l'on prend une infusion altérée, c'est-à-dire remplie d'organismes, et qu'on en introduise quelques gouttes sous la peau de différents animaux, tels que cochons d'Inde, lapins, moutons, poules, etc., on observe presque toujours, chez quelques-uns d'entre eux, des désordres plus ou moins graves. Le plus souvent ce sont des abcès ou des œdèmes qui s'étendent sur une grande surface, et l'animal est malade pendant plusieurs jours, mais se guérit ensuite; quelquefois aussi il succombe à une véritable infection, comparable, sous certains rapports, à l'infection purulente chez l'homme; d'autres fois encore il ne se forme pas ou très peu de pus à l'endroit de la piqûre, et cependant l'animal succombe. Dans ce cas, son sang ou ses tissus sont remplis par un ou plusieurs microbes. Ce sont bien les êtres microscopiques introduits sous la peau qui sont cause de la maladie et de la mort, car si l'on chauffe les liquides avant de les inoculer, on ne constate plus qu'un petit désordre local tout à fait insignifiant.

Cette résistance variable que l'on observe chez les différents animaux peut tenir à deux causes, la nature même des liquides qui baignent les cellules de l'individu et la vitalité de ces cellules. En effet, il doit s'établir entre les cellules des êtres microscopiques et les cellules du corps une lutte pour la vie, lutte dans laquelle l'animal guérit ou succombe, suivant que ce sont les cellules du corps ou les microbes qui l'ont emporté.

N'avons-nous pas là l'explication des accidents qui surviennent fréquemment à la suite des opérations chirurgicales?

Il y a toujours un peu de liquide et du sang qui s'écoulent de la plaie. Ces liquides, se trouvant au contact de l'air et des linges de pansement, vont se remplir d'organismes comme nos infusions; beaucoup seront inoffensifs, parce qu'ils ne pourront pas se développer dans le corps, mais si quelques-uns d'entre eux jouissent de cette propriété, ils pulluleront et produiront des désordres plus ou moins graves. Sous ce rapport, on peut dire que la moindre coupure, la moindre écorchure, peuvent amener de graves maladies et même la mort. Ce sont là des cas qui malheureusement n'arrivent que trop souvent. Si j'en avais le temps, je vous citerais quelques exemples rapportés par nos meilleurs médecins, et dans lesquels une simple saignée faite au bras a suffi pour amener des complications mortelles.

Quoi qu'il en soit, en inoculant à des animaux de différentes espèces des infusions ou des liquides organiques altérés, on peut être assuré d'en trouver toujours quelques-uns qui seront malades ou qui mourront, de sorte qu'il est possible de créer, pour ainsi dire à volonté, des maladies.

Mais notre but est moins de créer des maladies que d'étudier celles, trop nombreuses déjà, qui attaquent l'homme et les animaux. La base de cette étude repose entièrement sur ce fait que les liquides et les tissus internes des animaux ne renferment jamais ni germes ni organismes microscopiques dans leur état normal, ainsi que je vous l'ai montré tout à l'heure.

Afin de mieux vous faire saisir le principe de cette étude, je vais prendre un exemple particulier, le *charbon,* qui est, dans l'ensemble des maladies contagieuses ou *microbiennes* étudiées jusqu'ici, une des mieux connues.

Dans beaucoup de contrées, en France, en Europe, et, on peut dire, dans le monde entier, surtout dans celles où on élève beaucoup de moutons, il arrive fréquemment que les troupeaux sont frappés, sans cause apparente, d'une grande mortalité; les animaux tombent comme foudroyés, c'est à peine s'ils paraissent malades pendant quelques heures. L'autopsie révèle certaines lésions : un sang noir et poisseux, une rate énorme, ramollie, ce qui a fait donner quelquefois à cette maladie le nom de *sang de rate.* Sur un troupeau de trois cents moutons, par exemple, il en meurt deux aujourd'hui, quatre demain, huit, dix, et même vingt, les jours suivants, de sorte que la plus grande partie des animaux aurait bien vite succombé si les propriétaires n'avaient reconnu depuis longtemps qu'en changeant les troupeaux de place, en les faisant émigrer dans d'autres pâturages, on parvenait presque toujours à faire cesser la mortalité.

Je n'essayerai pas de vous rappeler les différentes causes qui ont été invoquées pour expliquer cette maladie : nature du sol, des eaux, des fourrages, chaleur, humidité, pluie, tout en un mot, ce qui arrive fatalement pour toutes les questions dont la cause réelle est ignorée. Cependant on savait depuis longtemps que cette maladie était inoculable, c'est-à-dire qu'en introduisant sous la peau d'un mouton sain quelques gouttes de sang d'un mouton mort du charbon on reproduisait la maladie. C'était un premier pas fait dans l'étude de cette affection, mais depuis combien de temps ne sait-on pas que d'autres maladies sont également transmissibles : la rage, la petite vérole, la peste, la fièvre jaune, etc.? et cependant nous ne paraissons guère plus avancés sur les causes de leur transmission et sur leur étiologie. Nous allons voir que pour le charbon il n'en est pas ainsi, et que la question est aujourd'hui complètement résolue.

Examinons le sang d'un mouton sain et le sang d'un mouton mort du charbon. Voici le sang d'un mouton sain (*Pl. I*) : on ne voit que des globules rouges empilés les uns sur les autres et quelques globules blancs. Voilà maintenant le sang d'un mouton charbonneux (*Pl. II*). Remarquons d'abord que les globules ont perdu la netteté de leur contour, ils sont comme fondus les uns dans les autres, ce qui fait dire que dans cette affection le sang est poisseux et agglutinatif. Mais ce qui doit surtout frapper votre attention, c'est la présence de ces filaments droits, cassés, et immobiles, qui se trouvent entre les amas des globules de sang. Nous retrouvons là une des formes des êtres microscopiques que je vous ai montrés tout à l'heure. Ce fut le Dr Davaine qui, le premier, en 1850, signala la présence de ces petits bâtonnets dans le sang des animaux morts du charbon, mais sans songer à cette époque à leur attribuer un rôle dans la production de la maladie. Ce n'est qu'en 1863, à la suite des premiers travaux de M. Pasteur, travaux dans lesquels il était démontré que les changements de composition des liquides qui avaient subi la fermentation étaient dus au développement et à la vie des êtres microscopiques, ce fut à la suite de ces travaux, dis-je, que le Dr Davaine, soupçonnant que ces filaments, auxquels il donna le nom de *bactéridies* (1), pouvaient bien être la cause de la maladie, inocula du sang charbonneux et constata que, même à des doses très petites, ce sang était capable de donner la mort, et toujours il retrouvait des bactéridies en quantité prodigieuse dans le sang. Dès lors, par assimilation avec ce qui se passait dans la décomposition des matières mortes, il n'hésita pas à conclure que la maladie devait être attribuée aux bactéridies. Cette conclusion paraissait logique : cependant elle fut loin d'être acceptée généralement. Une quantité très petite de sang amenait la mort; mais on se demandait si cette quantité très petite agissait par les bactéridies qu'elle renfermait, ou bien par un virus, inconnu d'ailleurs, virus analogue à celui du vaccin humain par exemple, dans lequel jusqu'ici on n'a pas trouvé de microbes. Cette objection était spécieuse, je le reconnais; mais, pour bien la comprendre, il faut nous reporter à cette époque où la théorie de la fermentation de Liebig était encore généralement acceptée. Dans cette théorie, une quantité infiniment petite de matière en fermentation pouvait provoquer la fermentation d'une masse considérable, non par l'intermédiaire des êtres microscopiques, mais par une sorte de mouvement intestin qui se communiquait à toute la masse.

D'autres observateurs, et entre autres MM. Jaillard et Leplat, prétendaient d'ailleurs donner la maladie avec du sang ne contenant pas trace de bactéridies. Plus récemment, en 1876, M. Paul Bert, après avoir découvert que tous les êtres, et en particulier les microbes, sont tués lorsqu'on les soumet à l'influence de l'oxygène sous pression, avait soumis du sang charbonneux à une pression de dix atmosphères d'oxygène, et en inoculant ce sang, dépourvu d'après lui de bactéridies, il avait amené la mort aussi facilement et dans les mêmes conditions qu'avec du sang non comprimé.

Vous voyez, messieurs, comment le doute pouvait subsister dans les esprits. C'est à ce moment que M. Pasteur résolut

(1) Le mot de *bactéridie* est passé, en quelque sorte, dans la langue courante, et c'est pour cela que je l'emploie ; mais, pour se conformer à la classification, il vaudrait mieux se servir du mot *Bacillus anthracis*, qui, d'ailleurs, est exclusivement employé à l'étranger.

d'aborder la question des maladies contagieuses. Il y était préparé par vingt années de travail sur les infiniment petits, pendant lesquelles il avait surtout étudié le rôle de ces êtres sur les liquides organiques, comme le vin, la bière et le vinaigre, c'est-à-dire les maladies produites dans ces substances par la vie des microbes. Je me trompe en disant que M. Pasteur n'avait jusque-là étudié que l'action des microbes sur les substances mortes; dès 1865, le gouvernement l'avait chargé d'étudier une maladie qui causait alors la ruine d'une grande partie de nos contrées du Midi : la *pébrine*, maladie des vers à soie. Je n'ai pas besoin de vous rappeler comment il résolut la question, et comment, en quelques années, il était arrivé, non seulement à découvrir la cause de la maladie (qui était un être microscopique), mais encore à indiquer un remède qui était aussi simple que sûr. Dans ce travail, qui est, et qui restera pendant longtemps encore, un modèle pour l'étude des maladies contagieuses, notre vénéré maître avait failli succomber à la tâche. Mais dès ce jour on s'aperçut que ses travaux avaient une portée telle qu'il reçut presque immédiatement après, sur un très remarquable rapport de M. Paul Bert, la plus haute distinction que puisse ambitionner un savant : celle d'une récompense nationale.

M. Pasteur donc, quoique peu familiarisé avec les questions médicales, aborda l'étude du charbon qui, comme je vous le disais, divisait les meilleurs esprits. Du premier coup, et en quelques jours pour ainsi dire, il démontra d'une façon irréfutable, en collaboration avec M. Joubert, que la maladie du charbon était exclusivement produite par la bactéridie. Que fallait-il pour cela ? Séparer la bactéridie de tout ce qui lui était étranger dans le sang. Pour arriver à ce but il sema une très petite goutte de sang d'un-animal mort dans un ballon stérile de bouillon de levure neutralisé par la potasse. Au bout de vingt-quatre heures le liquide, d'abord si limpide, montra une quantité considérable de flocons très légers nageant dans son intérieur. S'il eût inoculé ce liquide à des animaux, on aurait pu objecter qu'il ne faisait qu'inoculer une dilution plus ou moins étendue, comme l'avait déjà fait le Dr Davaine. Mais il prit une goutte de ce premier ballon et l'ensemença dans un second qui se comporta comme le premier, puis une goutte de celui-ci dans un troisième, du troisième dans un quatrième, et ainsi de suite. Les cultures successives restaient identiques, les bactéridies pullulaient, de sorte que, après quelques cultures, il ne restait absolument que l'organisme débarrassé de tout ce qui lui était étranger dans la goutte de sang primitif. On a calculé en effet qu'après huit ou dix cultures la goutte de sang se trouvait diluée dans un volume de liquide plus grand que le volume de la terre. Or la dixième, la vingtième, la cinquantième culture inoculée à la dose d'une goutte sous la peau d'un mouton amenait la mort avec les mêmes symptômes et les mêmes caractères qu'une goutte de sang.

Le doute n'était plus permis : le charbon était bien la maladie de la bactéridie.

Ces cultures répétées dans des milieux stérilisés avaient permis en même temps de faire beaucoup d'observations nouvelles sur les propriétés de la bactéridie. Voici d'abord l'aspect d'une culture au bout d'un ou de deux jours (*Pl. III*) : vous voyez que la bactéridie, au lieu d'être courte et cassée, comme dans le sang, est maintenant en filaments dont les uns sont excessivement longs, et quelquefois enroulés, comme des paquets de cordes. Nous avons là un exemple d'organisme présentant un aspect variable suivant les milieux où il se trouve, et, comme il en est de même pour beaucoup d'autres organismes, vous comprenez pourquoi je vous disais en commençant qu'une classification complète de ces petits êtres, d'après leur seul aspect morphologique, pouvait donner lieu à de graves méprises.

Voici maintenant l'aspect de la même culture, mais après plusieurs jours (*Pl. IV*). Beaucoup de filaments paraissent remplis de noyaux réfringents un peu allongés. Quelques-uns sont encore dans des filaments très nets, quelques autres forment des chaînes où on reconnaît la forme des bâtonnets qui leur ont donné naissance, mais où le contour a disparu; d'autres enfin sont tout à fait libres et flottent dans le liquide. Ces noyaux sont les *germes*, les *spores* ou *graines* de la bactéridie, car, si on les place dans du bouillon, on en voit sortir de petits filaments qui s'allongent et reproduisent le long feutrage que je viens de vous montrer. Ces germes ont été signalés pour la première fois par un Allemand, le Dr Koch; mais la découverte de ce mode de reproduction (qui n'est pas particulier à la bactéridie et qui est commun aux vibrions et aux bacillus) revient à **M.** Pasteur, qui le premier l'a décrit, en 1870, dans son ouvrage sur la maladie des vers à soie.

Le sang charbonneux, retiré du corps d'un animal et mis au contact de l'air, se comporte exactement comme une culture artificielle : les bâtonnets s'allongent, et peu après on voit apparaître les germes dans leur intérieur.

La bactéridie existe donc sous deux formes : à l'état de filaments et à l'état de spores ou germes. Sous ces deux états, ses propriétés sont fort différentes. La bactéridie filamenteuse est tuée par une température de 60°; elle est tuée par la dessiccation, le vide, l'acide carbonique, l'alcool, l'oxygène comprimé. Les spores, au contraire, résistent à la dessiccation, de sorte qu'elles peuvent former poussière et voltiger dans l'air. Elles résistent à une température de 90 à 95°, à l'action du vide, de l'acide carbonique, de l'alcool, de l'oxygène comprimé. Enfin elles conservent leur vitalité pendant plusieurs années. En un mot, les germes sont beaucoup plus résistants que les bactéridies à toutes les actions qui tendent à les détruire.

Nous pouvons maintenant donner l'explication de l'expérience de **M.** Paul Bert. Le sang qu'il soumettait à l'action de l'oxygène comprimé était un sang qui avait été exposé au contact de l'air, et dans lequel les bactéridies s'étaient, en partie, transformées en germes. Les bactéridies filamenteuses étaient tuées sous l'influence de la pression; mais les germes résistaient à cette action, et ce sont eux qui, inoculés, reproduisaient la maladie. Je dois dire que M. Paul Bert, après avoir assisté aux expériences faites dans le laboratoire de **M.** Pasteur, fut le premier à reconnaître l'inexactitude de l'interprétation qu'il avait donnée avec une grande et rare loyauté scientifique.

Quant à l'expérience de **MM.** Jaillard et Leplat, nous verrons tout à l'heure que la maladie qu'ils inoculaient n'était pas le charbon, mais une maladie différente, *la septicémie aiguë expérimentale.*

Ainsi, après ce premier travail de **MM.** Pasteur et Joubert, tous les doutes étaient levés et il n'était plus possible de discuter sur la cause de la maladie charbonneuse.

Mais combien de questions restaient encore obscures dans l'étude de cette affection ! Et d'abord d'où venaient les bactéridies qu'on rencontre en si grande quantité dans le sang des animaux morts spontanément ? Guidés par cette idée que les microbes ne pouvaient pas plus naître d'eux-mêmes dans le corps des animaux que dans des liquides inertes, nous donnâmes à manger à des moutons de l'herbe sur laquelle on avait répandu des germes de bactéridies. Ces expériences, auxquelles j'ai eu l'honneur d'être associé ainsi que M. Roux, furent faites en 1878 dans une ferme des environs de Chartres. Au bout d'un temps variable, de 4 jours à 9 jours dans nos expériences, un certain nombre de moutons succombèrent, et à l'autopsie on retrouva toutes les lésions des moutons morts spontanément. Il est donc évident que l'ingestion des spores charbonneuses par les moutons pouvait leur communiquer la maladie. Une chose frappa vivement notre attention dès la première autopsie. Les ganglions et les tissus de l'arrière-gorge étaient tuméfiés et gonflés, comme si l'inoculation s'était faite par les premières voies digestives. Nous pensâmes alors qu'il pouvait exister de petites plaies à la surface des muqueuses de la bouche, et que c'était là la porte d'entrée des germes. Pour vérifier cette idée, nous donnâmes à manger aux moutons des herbes contenant des corps durs et piquants, comme des barbes d'orge ou de blé, des piquants de chardons, de façon à leur faire des plaies artificielles. Cette fois la mortalité fut sensiblement augmentée, de sorte que nous avons tout lieu de croire que l'introduction des germes charbonneux dans le corps des animaux se fait par les premières voies digestives ; mais cette pénétration pourrait aussi avoir lieu en un autre point du canal intestinal, car nous avons constaté que les germes charbonneux traversent ce canal avec les aliments absorbés sans perdre leur virulence.

Pour avoir l'explication de la maladie spontanée, il ne restait plus qu'une chose à faire : trouver les germes charbonneux sur les champs où les moutons meurent spontanément. Ici, messieurs, de grandes difficultés se présentaient. Il ne fallait pas songer à reconnaître ces germes par le seul emploi du microscope, beaucoup de germes d'autres organismes tout à fait inoffensifs ressemblant à ceux de la bactéridie. La culture ordinaire des germes dans des liquides stériles ne pouvait pas non plus nous donner de résultat, beaucoup de bacillus offrant également le même aspect que la bactéridie filamenteuse. Un seul critérium se présentait à nous : léviger les terres pour recueillir les parties ténues dans lesquelles devaient se trouver les germes, et inoculer les dépôts à des animaux, afin de leur communiquer, si cela était possible, le charbon. Mais comment faire ces essais. sur la terre de champs ayant quelquefois plusieurs hectares de superficie? Il nous aurait fallu des centaines et même des milliers d'animaux. Nous pensâmes tout naturellement à rechercher ces germes dans le voisinage des fosses où l'on avait enfoui des animaux morts du charbon. Ces terres, prises tantôt à la surface, tantôt dans les profondeurs, furent donc lavées, et les dépôts inoculés à des cochons d'Inde. Une autre difficulté nous attendait. Outre les germes de bactéridies, la terre renfermait une multitude d'autres germes plus ou moins dangereux, de sorte que la plupart du temps nos animaux succombaient à des maladies toutes différentes de celle que nous cherchions, et entre autres à des septicémies variées. Nous profitâmes alors de la propriété que possèdent les germes de bactéridies de résister à une température de $90°$ à $95°$, et nous chauffâmes nos dépôts à ces températures. Cette fois nous avions tué, non tous les germes étrangers, mais un grand nombre d'entre eux, et plusieurs de nos animaux succombèrent au charbon. Il était rare que la maladie fût la maladie charbonneuse pure, le plus souvent il y avait des fusées purulentes, des décollements mêmes de la peau; mais la bactéridie était dans le sang, et en inoculant une goutte de ce sang à un second animal on avait la maladie charbonneuse sans complication étrangère. Cette méthode, messieurs, que je ne puis m'empêcher de qualifier de grossière, a été depuis beaucoup perfectionnée; nous sommes arrivés à trouver des conditions de culture dans lesquelles la bactéridie se développe seule ou presque seule, de sorte qu'on peut maintenant en quelque sorte à coup sûr retrouver des germes de bactéridies partout où il y en a; malheureusement je n'ai pas le temps de vous les exposer ici.

Quoi qu'il en soit, même avec notre méthode grossière, nous étions arrivés à démontrer rigoureusement qu'il y avait des germes de bactéridies dans la terre à la surface des fosses et dans la terre autour du cadavre. Nous n'en trouvions pas dans les terres prises à une certaine distance de ces fosses.

La présence de ces germes se conçoit aisément. Lorsqu'un

animal succombe, le plus souvent, il est dépouillé avant d'être
enfoui, de sorte que du sang se trouve mis au contact de l'air,
et les bactéridies filamenteuses sont dans des conditions favorables pour produire des germes. Mais, en continuant nos
recherches, nous fûmes amenés à constater que, même dans
le cas où les animaux n'avaient pas été dépouillés avant leur
enfouissement, on trouvait encore des germes, soit à la surface des fosses, soit autour du cadavre. Une nouvelle difficulté
surgissait. Depuis longtemps, en effet, on sait que la putréfaction détruit la virulence du sang charbonneux. D'où proviennent donc les germes dans le cas où un animal est enfoui
sans être dépecé? Eh bien, messieurs, l'explication est extrê-
mement simple. Il est parfaitement vrai que la bactéridie filamenteuse périt dans l'intérieur du corps d'un animal mort
sans donner de germes; mais elle ne périt qu'au bout de plusieurs jours. Avant sa mort, la putréfaction qui s'est produite
sur le cadavre a dégagé des gaz, distendu la peau et donné
lieu à des déchirements qui ont laissé écouler des liquides
chargés de bactéridies encore vivantes. Celles-ci se trouvent
dès lors au contact de l'air et peuvent donner des germes.

Quant au mécanisme par lequel les germes formés autour
du cadavre remontent à la surface de la terre, il est aussi
simple qu'inattendu. Vous avez tous remarqué ces tortillons
de terre qui sont quelquefois en quantité considérable à la
surface du sol, et qui ne sont autre chose que les excréments
des vers de terre. Vous savez tous aussi que les vers recher-
chent de préférence les places où les terres contiennent de
l'humus, c'est-à-dire celles qui renferment des substances
organiques en décomposition. Les vers, en allant chercher
leur nourriture autour du cadavre, vont donc ramener sur le
sol une partie de cette terre profonde qui renfermait des germes. Or ces germes ne perdent pas plus leur virulence en
passant par le canal intestinal du ver de terre qu'ils ne la perdent en passant par le canal intestinal du mouton. Il n'est
donc pas étonnant qu'on les retrouve à la surface du sol. Beaucoup d'autres causes peuvent aussi contribuer dans la nature
à ramener ces germes, un labour un peu profond, le défonce-
ment du sol, etc.

Il ne faudrait pas croire, messieurs, d'après cela, qu'il y a
toujours et nécessairement des germes à la surface de toutes
les fosses où l'on a enfoui des animaux charbonneux. Pour que

C.   2 les germes se forment, il faut que les filaments soient à une certaine température. Ils ne se forment pas, par exemple, au-dessoùs de 12°. Si donc un animal est enfoui pendant l'hiver, et même en automne ou au printemps, surtout si le temps est pluvieux et froid, les bactéridies pourront périr sans donner des germes. Mais pendant l'été, pendant les mois de juillet, août et septembre, c'est-à-dire pendant les mois où l'on perd le plus d'animaux du charbon, et surtout de la façon dont on les enfouit, c'est-à-dire à une petite profondeur, il se produit presque toujours des germes.

Si j'ajoute que ces germes peuvent rester sur le sol pendant plusieurs années tout en conservant leur virulence, que, par les pluies, les herbes qui ont poussé à ces endroits sont plus ou moins souillées par la terre, et, par conséquent, plus ou moins recouvertes de germes charbonneux, nous comprendrons très bien comment la maladie se communique aux animaux, soit qu'ils mangent ces herbes sur le sol même, soit qu'ils les mangent à l'étable à l'état de fourrage sec. De plus, les grandes pluies peuvent entraîner les germes en même temps que les particules terreuses, et les porter au loin. Bref, après ces résultats, tout devenait clair pour l'étiologie de cette maladie.

Cependant nous avons voulu montrer d'une manière plus frappante encore que les germes charbonneux que l'on retrouve à la surface des fosses étaient bien la cause de la maladie dite spontanée. Une épidémie charbonneuse avait éclaté pendant l'été de l'année 1879 dans un petit village du Jura. Une vingtaine de vaches ou bœufs avaient succombé en quelques jours, et plusieurs de ces animaux avaient été enfouis dans une prairie où l'année suivante on reconnaissait encore très bien les places d'enfouissement. Après avoir constaté la présence des germes charbonneux sur ces fosses, nous entourâmes trois d'entre elles d'un petit enclos dans l'intérieur duquel nous mîmes à parquer quatre moutons. D'autres moutons témoins étaient parqués à quelques mètres des premiers, à des endroits où l'on n'avait pas enfoui d'animaux charbonneux. Au bout de quinze jours, trois des moutons parqués sur les fosses avaient succombé au charbon, tandis que tous les moutons témoins continuaient à se bien porter. Le résultat était aussi net et aussi concluant que possible, et dès lors l'étiologie du charbon était établie d'une façon définitive.

Avant de quitter l'étude de cette maladie, permettez-moi d'ajouter quelques renseignements qui ont aussi leur importance.

D'abord un grand nombre de nos animaux domestiques sont susceptibles de la contracter, en particulier les lapins, les cochons d'Inde, les chèvres, les vaches et les chevaux. D'autres espèces sont absolument réfractaires, par exemple les poules et les oiseaux, au moins à l'état adulte. Enfin quelques espèces, les chats, les chiens et les carnivores en général, ne sont réfractaires que partiellement, c'est-à-dire que la maladie qu'on leur communique par l'inoculation est plus ou moins grave, mais rarement mortelle.

L'homme lui-même n'est pas exempt de cette redoutable affection. Tous les ans un certain nombre de bergers, de bouchers, de tanneurs, après avoir manié des viandes ou des peaux d'animaux charbonneux, succombent à une maladie connue en médecine sous le nom de *pustule maligne*, et qui n'est autre que le charbon. Le plus souvent on a pu reconnaître la porte d'entrée de la bactéridie ; cette porte était une blessure, une écorchure faite sur la peau des mains ou du visage. En Allemagne, on a signalé également la mort de plusieurs personnes ayant contracté le charbon interne, c'est-à-dire dans lequel il n'y avait pas de pustule maligne, et où la porte d'entrée des bactéridies était, comme pour les moutons, dans la bouche ou les organes de la respiration et de la digestion. Si, en France, on n'a pas encore, que je sache, signalé ces cas de charbon, la cause doit en être attribuée sans doute à ce qu'on n'a pas fait l'examen microscopique du sang, et que la maladie a été confondue avec d'autres affections ayant une analogie plus ou moins grande avec le charbon.

Cependant, si l'on tient compte de ce fait que, dans beaucoup de fermes, on sacrifie les animaux au moment où ils vont succomber, c'est-à-dire lorsque la bactéridie est déjà très développée dans le sang, et que la chair sert à la nourriture des gens de la ferme ou bien est expédiée et vendue dans la ville voisine, si l'on considère, en outre, que les vétérinaires, les bergers, les tanneurs, les équarrisseurs sont à chaque instant exposés aux causes de contagion, on est forcé de reconnaître que le nombre des personnes qui succombent est en réalité assez restreint. D'après cela, je serais porté à croire que, sous le rapport de l'affection charbonneuse, l'homme pourrait être rangé à côté des carnivores, c'est-à-dire à côté des animaux qui contractent rarement la maladie mortelle.

La différence que nous constatons dans l'aptitude des différentes espèces animales pour l'affection charbonneuse ne nous choque pas, car nous sommes habitués depuis longtemps à voir des maladies sévir sur certaines espèces et non sur d'autres. Nous concevons d'ailleurs très bien, et l'analyse chimique l'a démontré, que les liquides qui baignent les cellules d'un mouton, par exemple, sont différents de ceux qui baignent celles d'un chien ou d'une poule; mais ce qui nous frappe davantage, c'est de voir que, dans une même espèce, les vaches en particulier, les unes sont très sensibles au charbon, et les autres à peu près complètement réfractaires. Nous verrons tout à l'heure que quelques animaux peuvent être en partie vaccinés naturellement; cependant il me paraît évident, d'après ces observations, qu'il doit y avoir de grandes différences dans la nature des liquides qui baignent les cellules et dans la vitalité même des cellules de deux animaux de la même espèce. Et lorsqu'on réfléchit que souvent il suffit d'un très léger changement dans la composition des liquides de culture pour que la bactéridie ne s'y développe pas, on comprend toutes les anomalies qui peuvent se présenter dans l'inoculation d'un même virus à des animaux en apparence identiques. La nature des aliments, l'état de jeunesse ou de vieillesse, la fatigue, etc., sont autant de causes qui peuvent changer la constitution du corps et, par conséquent, favoriser l'éclosion et le développement de telle ou telle maladie.

Je me suis étendu un peu longuement, messieurs, sur la maladie charbonneuse; mais, ainsi que je vous le disais tout à l'heure, c'est à peu près la seule qui soit maintenant complètement connue, et elle doit nous servir de guide pour l'étude de toutes les autres affections contagieuses. Je me bornerai pour celles-ci à vous signaler surtout les particularités qui ont été observées.

Dans le *choléra des poules*, par exemple, l'organisme, qui est un petit micrococcus, se trouve également dans le sang. Voici l'aspect du sang d'une poule morte de cette maladie (*Pl. V*), et vous voyez combien le microbe est différent de celui du charbon. Cet organisme se cultive très bien et conserve ses propriétés virulentes lorsqu'on le sème dans du bouillon de poule neutralisé par la potasse, mais il ne se cultive pas et même meurt très rapidement lorsqu'on le sème dans du bouillon de levure, liquide qui convient cependant très bien à la culture de la bactéridie. Nous voyons là combien il importe de trouver un liquide approprié au développement de l'organisme que l'on cherche.

Le sang ou la culture du sang d'une poule morte de cette maladie amène très rapidement la mort des lapins; mais les cochons d'Inde sont beaucoup plus réfractaires à cette affection; quelques-uns seulement succombent, les autres se guérissent après avoir eu des abcès plus ou moins volumineux. Le pus de ces abcès renferme pendant fort longtemps l'organisme à l'état virulent, car si on l'inocule à des poules ou à des lapins, on amène la maladie avec tous les désordres ordinaires.

La bactéridie et le microbe du choléra des poules sont deux organismes *aérobies*, c'est-à-dire qui se développent au contact de l'air et non dans le vide ou en présence de l'acide carbonique.

Avec la *septicémie expérimentale* nous allons voir intervenir une condition nouvelle dans la culture des organismes microscopiques.

Lorsqu'un mouton, une vache, un cheval ont succombé à l'affection charbonneuse et qu'on recueille le sang un jour ou deux après la mort, ce sang inoculé à des cochons d'Inde ou à des lapins ne reproduit pas le charbon. Néanmoins les animaux succombent et même plus rapidement que par le charbon, mais les lésions ne sont plus les mêmes. La rate est normale, le foie est décoloré, les globules du sang ne sont pas agglutinatifs et on n'y retrouve pas de bactéridies. Le sang d'un animal qui a succombé à cette nouvelle maladie amène très rapidement la mort d'un second, puis d'un troisième, et ainsi de suite. Cependant, si on sème ce sang dans différents liquides de culture au contact de l'air, il n'y a aucun développement. Il semble donc ici que la maladie se transmet par un virus non organisé et qui cependant se reproduit dans le corps des animaux. Ces obscurités apparentes disparaissent complètement lorsque, au lieu d'essayer la culture du sang dans des liquides au contact de l'air, on fait cette culture dans le vide ou dans l'acide carbonique. Dans ce cas, en vingt-quatre heures, le liquide est devenu trouble, et au microscope on voit qu'il est rempli de filaments sinueux et mobiles : ce sont des vibrions. On peut alors faire plusieurs cultures successives dans le vide, et une goutte de ces cultures reproduit la maladie avec toutes ses lésions ordinaires. Cette maladie, à laquelle on a donné le nom de *septicémie expérimentale*, est donc produite par un vibrion : le *vibrion septique*.

C'est cette maladie qu'avaient reproduite, à leur insu, MM. Jaillard et Leplat en inoculant le sang d'une vache charbonneuse morte depuis quelque temps, et comme ils ne voyaient pas d'organismes dans le sang, ils en avaient conclu qu'on pouvait transmettre le charbon sans bactéridies. Le Dr Davaine avait prouvé que la maladie étudiée par MM. Jaillard et Leplat n'était pas le charbon, mais il n'avait pas les éléments nécessaires pour donner la cause de cette différence.

Je viens de vous dire, messieurs, que dans la septicémie le sang ne renferme pas d'organismes, et cependant ce sang est virulent et se cultive lorsqu'on le sème dans un liquide stérile dans le vide ou dans l'acide carbonique. Naturellement vous devez penser : mais c'est de la génération spontanée? C'est que je n'étais pas tout à fait rigoureux en disant qu'il n'y avait pas d'organismes dans le sang. Il est vrai qu'on n'en voit pas en général dans un examen microscopique sommaire fait aussitôt après la mort, et on est frappé immédiatement de la différence qui existe entre ce sang et celui d'un animal charbonneux dans lequel les bactéridies sautent aux yeux. Mais par un examen plus attentif on finit toujours par trouver un ou plusieurs vibrions septiques rampant entre les globules du sang comme un serpent dans des feuilles, particulièrement si la température est élevée et quelque temps après la mort. Ici encore la génération spontanée n'était qu'une pure illusion.

Le vibrion septique existe donc dans le sang, en petite quantité, il est vrai; mais enfin il y existe. Ce qui doit nous étonner, c'est de voir un animal succomber si rapidement, en douze ou quatorze heures quelquefois, par suite de la présence d'un nombre aussi petit de vibrions dans le sang. La raison en est que le sang n'est pas l'habitat de prédilection du vibrion septique. On inocule en général une goutte de sang sous la peau; eh bien, tous les muscles sur une grande étendue sont enflammés et pétris de vibrions. La sérosité autour des intestins en est également remplie (*Pl. VI*). Ce n'est plus par unités qu'on les trouve dans ces endroits, mais par millions.

Ils sont animés d'un mouvement assez rapide et la première projection qu'on a faite au début de cette conférence en donne une idée assez exacte.

Il ne faudrait pas croire qu'on ne peut provoquer cette maladie qu'en prenant, un jour ou deux après la mort, du sang d'un animal mort du charbon. Ainsi que M. Signol l'a montré, il suffit d'asphyxier un animal, comme un cheval par exemple, pour que, après quinze ou vingt heures, le sang du cœur et des veines profondes soit devenu virulent à tel point que, si on l'inocule à des moutons et à des lapins, ceux-ci succombent en vingt-quatre ou trente-six heures. M. Signol croyait dans cette expérience avoir communiqué artificiellement au sang la virulence charbonneuse, tandis qu'il n'avait communiqué que la virulence septique, ainsi que l'a montré M. Pasteur. Les germes du vibrion septique sont, en effet, très communs. Le canal intestinal les renferme, et après la mort d'un animal ils se développent, traversent les parois et vont se répandre dans le sang. Ce sont eux qui, probablement, commencent l'œuvre de la putréfaction.

L'étude de la septicémie expérimentale a donc introduit dans notre sujet une idée nouvelle, celle d'un organisme ne pouvant pas vivre au contact de l'air. C'est un être *anaérobie*. Non seulement il ne peut pas vivre au contact de l'air, mais il y meurt rapidement. Si l'on met une goutte de sérosité péritonéale remplie de vibrions au contact de l'air, pendant quelques heures, tous les vibrions sont tués, et la goutte ne peut plus ni être cultivée dans le vide, ni provoquer la maladie par inoculation. Au contact de l'air les germes de vibrions septiques ne se forment donc pas ; mais dans le vide ou en présence de l'acide carbonique ils se forment en vingt-quatre ou quarante-huit heures. Ils sont alors semblables d'aspect à ceux de la bactéridie et peuvent comme eux rester au contact de l'air pendant longtemps sans se détruire. On s'explique ainsi la présence de ces germes dans l'air, dans l'eau et dans le sol. Ce sont peut-être les plus répandus, car ils se produisent, je le répète, dans presque toutes les putréfactions.

La *rage* va encore introduire une notion nouvelle dans l'étude des maladies transmissibles. Vous connaissez tous cette affreuse maladie qui se communique par la salive des chiens enragés. Ici, non seulement on ne voit pas d'organismes dans le sang, mais ce sang inoculé est incapable de transmettre

la maladie à un autre animal; les muscles non plus : mais nous
avons constaté que le cerveau possédait cette propriété. Il suffit
d'inoculer une petite partie de la substance cérébrale à un
chien pour lui communiquer la rage, presque à coup sûr. Bien
plus, si l'on inocule cette substance par trépanation dans le
cerveau, la période d'incubation, qui s'étend quelquefois à
plusieurs mois dans les cas de morsure, est beaucoup réduite;
elle n'est plus que de douze à quinze jours. On n'a pas encore
isolé l'organisme, cause probable de la rage; mais nous savons
maintenant où il doit exister à l'état de pureté et où nous
devons le chercher; ce n'est pas dans le sang comme pour le
charbon ou le choléra des poules, ni dans les muscles comme
pour la septicémie, mais bien dans le cerveau ou le système
nerveux en général.

Je vais même plus loin : on ne conçoit pas une maladie
transmissible qui ne soit pas produite par un être vivant. Que
fait-on en effet lorsqu'on inocule une goutte de liquide à un
animal et qu'on retire de celui-ci, après la maladie qu'on a
provoquée, une quantité infiniment plus grande de virus ayant
exactement les mêmes propriétés que la petite goutte de
liquide inoculé? Ce qu'on fait, messieurs, c'est une véritable
culture dans l'organisme vivant, et comme nous n'avons pas
d'exemple d'un poison inanimé se reproduisant dans le corps,
il me paraît évident que toutes les maladies transmissibles
sont produites par des organismes microscopiques.

Une propriété commune rapproche d'ailleurs les maladies
contagieuses à virus inconnus des maladies contagieuses à
virus connus. On sait que la plupart des premières, celles au
moins qui paraissent affecter l'organisme tout entier, ne
récidivent pas. Ainsi, en général, on n'a pas deux fois la fièvre
typhoïde, la rougeole, la petite vérole, etc. Or nous allons
voir que les maladies contagieuses à virus connus, celles dans
lesquelles ce virus est sans contredit un être microscopique,
comme le charbon, le choléra des poules, ne récidivent pas
non plus. C'est là un point de rapprochement très précieux
pour ces sortes de maladies et qui peut nous autoriser à penser que toutes ont également pour causes des organismes
microscopiques.

L'idée que les maladies contagieuses relèvent toutes de
microbes, a pris, à la suite des résultats que je viens d'avoir
l'honneur de vous exposer, un grand développement tant en

France qu'à l'étranger, et on peut dire qu'il ne se passe pas de semaine, pas de jour, pour ainsi dire, sans qu'on voie surgir la découverte d'un organisme dans telle ou telle maladie. Quelques observateurs plus hardis affirment même avoir fait la culture de ces organismes. Je ne voudrais pas, messieurs, faire la critique de ces recherches qui peuvent fournir des matériaux très utiles pour l'avenir et dont beaucoup d'ailleurs sont très bien faites; mais je ne puis vous cacher qu'un certain nombre d'entre elles, publiées évidemment avec une trop grande hâte, ne doivent être acceptées qu'avec la plus grande réserve. Dès qu'un observateur a cru voir un organisme dans une maladie, vite il le sème, et, comme il récolte des microbes, il n'hésite pas à conclure que ce sont eux qui sont la cause de la maladie en question. D'abord je ferai remarquer que, lorsqu'on n'a pas l'habitude de ce genre de manipulations, on récolte presque toujours des organismes, lors même qu'il n'y en a pas dans la goutte semée, ce qui tient à ce que les causes d'erreur par les germes étrangers sont partout autour de nous.

D'ailleurs, avant de pouvoir affirmer qu'une maladie est produite par un microbe, il faut l'avoir cultivé à l'état de pureté 10, 15, 20 fois de suite, et constaté que la quinzième, la vingtième culture inoculée à un animal reproduit la maladie primitive avec tous ses caractères. La première chose à faire est donc de chercher un animal apte à contracter la maladie que l'on veut étudier, et ce n'est pas là une chose toujours facile.

Sans doute, lorsque dans une maladie bien déterminée on aura rencontré, et cela dans tous cas, le même organisme microscopique, il sera probable que cet organisme est la cause réelle de la maladie; mais cette probabilité ne deviendra de la certitude que par des cultures successives dans des milieux inertes et par l'inoculation.

Je n'ai pas besoin d'insister, messieurs, sur l'importance des résultats de ces études au point de vue pratique. Tant que la cause des maladies contagieuses restait ignorée, leur traitement était réduit à l'empirisme, et, malgré la somme considérable de travail, d'intelligence et de dévouement dépensée chaque jour par nos médecins, les progrès étaient nuls ou au moins très lents. Aujourd'hui la méthode dite de Lister, méthode inspirée, a-t-il dit lui-même avec une grande sincérité, par les premiers travaux de M. Pasteur, a déjà produit les plus heureux résultats dans le traitement des plaies chirurgicales. Je pourrais vous citer tel hôpital où la mortalité, avant l'emploi de cette méthode, s'élevait à 5o, 6o pour 1oo sur les opérés, tandis qu'elle n'est plus maintenant que de 1 ou 2 pour 1oo. Elle consiste, comme vous le savez, à laver les plaies et à les laisser pendant tout le temps de leur cicatrisation au contact de substances *antiseptiques*, c'est-à--dire de substances qui tuent ou empêchent le développement des microbes.

Dans les maladies internes on pourra essayer également de faire absorber des substances antiseptiques. Chaque microbe ayant une résistance variable pour les divers agents antiseptiques, chaque maladie exigera un antiseptique déterminé. Dans cette direction il est probable qu'on rencontrera de grandes difficultés, les substances qui tuent les microbes ou s'opposent à leur développement étant aussi en général des poisons pour les cellules du corps, mais peut-être trouvera-t-on des substances qui seront supportées par le corps et non par certains microbes. Il est même curieux de voir comment la médecine, par des tâtonnements plus ou moins longs, est arrivée à employer, dans beaucoup de cas, précisément les substances qui seraient indiquées par la théorie. Dans le charbon par exemple, on cautérise généralement la pustule avec le bichlorure de mercure, et ce corps est un des poisons les plus énergiques pour la bactéridie. Le bichlorure de mercure et l'acide thymique sont d'ailleurs les antiseptiques les plus puissants pour l'ensemble des organismes.

Les mesures hygiéniques contribueront aussi pour une très large part à la diminution et je dirai même à la suppression des maladies contagieuses. Pour le charbon, par exemple, que faudrait-il pour le faire disparaître? Détruire par la chaleur les corps des animaux morts, cause de la production de nouveaux germes. Les germes anciens, bien que conservant leur vitalité pendant plusieurs années, finiraient certainement par disparaître.

Si, pour beaucoup d'autres maladies contagieuses, nous sommes moins avancés, nous pouvons cependant, dès maintenant, poser quelques règles générales qui, d'après l'ensemble des travaux connus, donneraient les meilleurs résultats, au moins dans le plus grand nombre des cas. Comment les germes des maladies pénètrent-ils en nous? Par l'air que nous respirons et par les aliments que nous absorbons. L'air ne renferme en réalité que peu de germes virulents. En observant avec attention la marche des épidémies, on reconnaît presque toujours que les personnes atteintes ont eu un contact plus ou moins immédiat avec des malades. On ne voit pas par exemple les épidémies franchir de grandes distances, comme cela arriverait nécessairement si les germes étaient transportés par l'air. Du reste, si l'on craignait cette cause de contagion, on pourrait, dans les épidémies intenses, purifier l'air qu'on respire.

L'avenir décidera ces questions. Mais, je le répète, je suis plutôt porté à croire que les maladies contagieuses sont produites par les germes que nous absorbons avec nos aliments. Il est avéré en particulier que la fièvre typhoïde peut se transmettre par les eaux, le lait. Si nous ne savons rien sur le germe spécial de ces différentes maladies, nous savons cependant que tous les germes sont tués par la chaleur. La plupart d'entre eux sont même tués par l'action de l'eau bouillante, et, parmi ceux qui résistent à cette action, nous n'en connaissons pas aujourd'hui qui soient nuisibles à la santé des animaux. Si donc j'avais l'honneur d'être médecin, la première chose que je recommanderais en cas d'épidémie serait de ne manger que des aliments cuits, et de ne boire que des eaux de source ou mieux des eaux ayant été préalablement bouillies.

La nature même des aliments doit avoir une certaine importance. Quand on réfléchit qu'il suffit quelquefois de circonstances futiles en apparence pour faire qu'un organisme se développe dans un milieu, et non dans un autre, on peut espérer que par une nourriture appropriée on pourra amener dans le corps des modifications suffisantes pour empêcher le développement des microbes, cause des maladies. C'est là tout un côté de la question, qui jusqu'ici n'a pas été abordé et sur lequel je me contente d'appeler votre attention.

Enfin, avant de terminer, je veux vous dire quelques mots d'une méthode de préservation des maladies contagieuses qui paraît devoir être générale, et qui, en ce moment, rend déjà de très grands services. Je veux parler de la méthode dite des *vaccinations* préventives.

De tout temps, dans les épidémies, on a constaté chez les personnes atteintes une grande différence dans l'intensité de la maladie : les unes succombent rapidement, les autres n'ont qu'une forme bénigne dont elles guérissent facilement. Deux causes peuvent expliquer ces formes bénignes : la réceptivité plus ou moins grande des individus, réceptivité que nous avons observée dans le charbon, par exemple, et l'atténuation naturelle du virus. Mais, à la fin des épidémies, on remarque que les cas qui se présentent sont presque tous bénins, ce qui prouve d'une façon à peu près certaine que le virus a perdu de sa virulence. Les virus ne nous apparaissent donc pas comme jouissant toujours des mêmes propriétés.

De plus, on sait également depuis longtemps que les personnes qui ont subi les atteintes d'une maladie contagieuse, même sous sa forme bénigne, sont préservées contre une atteinte nouvelle, c'est-à-dire que ces maladies ne récidivent pas. De là à tenter l'inoculation de la forme bénigne, pour préserver de la forme grave, il n'y avait qu'un pas qui fut bien vite franchi. Déjà dès le siècle dernier on *variolisait*, c'est-à-dire qu'on inoculait la petite vérole comme mesure préventive contre la variole ; mais on avait bien soin de prendre le virus dans les pustules de personnes ayant une petite vérole bénigne. En général, les résultats furent très satisfaisants. Mais dans quelques cas aussi, probablement dans les cas où on avait pris le virus sur une personne naturellement réfractaire et chez laquelle ce virus, quoique énergique, n'avait donné qu'une forme atténuée de la maladie, il y eut de graves accidents. En un mot, on ne connaissait pas exactement les conditions de réussite de l'opération.

Dès qu'il fut bien établi qu'un certain nombre de maladies contagieuses avaient pour cause des microbes, il était naturel de se demander si le virus de chacune d'elles était un être toujours identique à lui-même, ayant toujours les mêmes propriétés.

Déjà MM. Coze et Feltz, puis le Dr Davaine, avaient reconnu que certains virus, comme le virus de la septicémie, augmentaient de virulence en passant par le corps des animaux. Inversement nous avons observé que dans d'autres milieux, dans le bouillon de viande en particulier, le même vibrion septique perd peu à peu sa virulence. Il est donc évident que, suivant les milieux où ils vivent, les organismes changent de propriétés.

La chaleur, avant de tuer les microbes, paraît aussi changer leur virulence, ainsi que M. Toussaint l'a montré le premier pour la bactéridie charbonneuse.

Mais, parmi toutes les causes de diminution de virulence, il y en a une qui a été étudiée récemment par M. Pasteur et qui paraît devoir être générale, car jusqu'ici elle a pu être appliquée à tous les organismes virulents que nous connaissons : c'est l'action de l'oxygène de l'air.

Je vous ai parlé tout à l'heure du choléra des poules et je vous ai dit que le petit micrococcus, cause de cette maladie, se cultive à l'air dans des flacons de bouillon de poule en conservant ses propriétés virulentes. Cela est vrai lorsqu'on inocule la culture au bout de quelques jours seulement. Mais conservons un flacon de culture à l'étuve pendant plusieurs mois et essayons sa virulence de temps en temps. Tous les quinze jours, par exemple, inoculons ce liquide à dix poules. Pendant le premier mois les dix poules mourront. Dans le mois suivant on observe déjà un changement. Il ne meurt plus que 7, 8 poules sur 10, et celles qui succombent traînent plus longtemps que les premières; au lieu de mourir en 24 ou 36 heures, elles ne meurent plus qu'après 3 ou 4 jours. On sent déjà pour ainsi dire la lutte entre le microbe et les cellules du corps de la poule. Plus tard le phénomène est beaucoup plus accusé : il ne meurt plus que 2 ou 3 poules sur 10; enfin au bout de 4 ou 5 mois il n'en meurt plus du tout, et les dix poules n'éprouvent qu'une maladie passagère dont elles se remettent bien vite. Or toutes ces poules qui ont eu la maladie bénigne sont incapables maintenant de contracter la maladie mortelle. On a beau leur inoculer le virus le plus virulent, elles ne succombent jamais, tout au plus sont-elles légèrement malades. Elles sont donc *vaccinées* pour le choléra des poules, de la même façon que l'homme est vacciné contre la petite vérole lorsqu'on lui a inoculé le virus jennérien. La cause de la diminution de virulence est la présence de l'oxygène de l'air dans le flacon, car si la même culture est conservée dans le vide, la virulence reste toujours la même jusqu'à la mort de l'organisme, qui arrive après un temps plus ou moins long.

A peine étions-nous en possession de ce moyen d'atténuation de la virulence des organismes, que nous avons cherché à l'appliquer à l'atténuation du virus charbonneux. Nous étions d'autant plus stimulés dans cette nouvelle recherche que la maladie charbonneuse fait perdre tous les ans pour plusieurs millions de bestiaux à l'agriculture française et probablement pour des centaines de millions à l'agriculture du monde entier, tant elle est répandue.

Nous nous sommes heurtés tout d'abord à une grosse difficulté. Le microbe du choléra des poules en effet ne donne pas de germes proprement dits dans nos cultures, tandis que la bactéridie charbonneuse en donne très rapidement. Or ces germes ont la propriété de fixer la virulence propre des bactéridies qui leur ont donné naissance, au moins pendant un très long temps. Nous ne pouvions donc faire agir l'oxygène de l'air sur les bactéridies filamenteuses pendant un temps suffisant pour voir si, sous cette influence, leur virulence diminuait. Mais nous avons trouvé une condition dans laquelle les bactéridies ne donnent pas de germes tout en restant au contact de l'air. Il suffit de semer du sang charbonneux dans du bouillon à une température de 42 à 43°. A cette température limite, les bactéridies vivent et se reproduisent encore; mais jamais elles ne donnent de germes. Dès lors, en essayant la virulence du flacon après 6, 8, 10, 15 jours, nous avons retrouvé exactement les mêmes phénomènes que pour le choléra des poules. Au bout de huit jours, par exemple, notre culture, qui, à l'origine, tuait 10 moutons sur 10, n'en tue plus que 4 ou 5; après 10 ou 12 jours elle n'en tue plus du tout; elle ne fait que communiquer aux animaux une maladie bénigne qui les préserve ensuite contre la maladie mortelle. Et, chose bien digne de remarque, les bactéridies une fois atténuées dans leur virulence peuvent être cultivées à une température de 30 à 35°, température où elles donnent des germes ayant la même virulence que les filaments qui les ont formés. Ces germes peuvent alors être expédiés dans le monde entier et servir à vacciner les animaux contre l'affection charbonneuse.

Vous comprenez maintenant pourquoi M. Pasteur a donné à ces inoculations préventives le nom de *vaccinations* : c'était pour rappeler l'analogie qui existe entre elles et la grande découverte de Jenner, la vaccine humaine. Peut-être cependant le mot de *vaccination* n'est-il pas tout à fait rigoureux, car nous ne connaissons pas encore les relations qui existent entre le vaccin et la petite vérole. Le vaccin est-il une forme atténuée du virus de la petite vérole, ou bien la vaccine et la variole sont-elles deux maladies différentes ? Beaucoup de faits, et surtout ceux qui précèdent, semblent indiquer que la première hypothèse est la vraie ; mais nous concevons aussi qu'une maladie contagieuse ayant fait subir à l'organisme certaines modifications, cet organisme ne soit plus en état de contracter une autre maladie contagieuse plus ou moins voisine de la première.

Un résultat aussi important au point de vue pratique que celui de la vaccination charbonneuse n'a pas été sans frapper vivement l'attention du monde savant et des agriculteurs. A peine la note relatant ces faits était-elle publiée que la Société d'agriculture de Melun sollicitait l'honneur de voir cette expérience répétée publiquement devant elle. Il y avait alors beaucoup d'incrédules, et, nous l'avons su depuis, quelques-uns espéraient même montrer ainsi que les résultats obtenus dans le laboratoire de M. Pasteur étaient, sinon inexacts, du moins très exagérés. Quoi qu'il en soit, 25 moutons et 8 vaches ou bœufs furent vaccinés. Ils furent ensuite réinoculés par le virus très virulent, ainsi que 25 moutons témoins et 5 vaches non vaccinées. Tous les animaux vaccinés n'éprouvèrent aucune action ; les 25 moutons témoins moururent en quarante-huit heures, et les 5 vaches furent très malades. Deux d'entre elles furent même tellement malades que pendant plusieurs jours les vétérinaires les considérèrent comme perdues.

Le succès était donc complet. Depuis ce jour plus de 130000 moutons et 20000 vaches ou bœufs ont été vaccinés.

Les gouvernements étrangers, pressentant tous les avantages à retirer de cette nouvelle méthode de préservation, ont voulu eux-mêmes s'assurer de son efficacité. Dès le mois de septembre dernier une expérience semblable à la précédente a été répétée, avec le même succès, par mon ami M. Thuillier, devant les représentants du gouvernement d'Autriche-Hongrie, et dans quelques jours elle sera faite de nouveau à Berlin, devant une commission nommée par le gouvernement allemand. Là, comme vous le savez, on n'accepte qu'avec grand peine les découvertes qui viennent de l'étranger, et surtout peut-être celles qui viennent de la France, et c'est une des raisons pour lesquelles nous avons accueilli avec empressement la proposition de faire une expérience publique en présence des savants les plus autorisés de ce pays.

Si maintenant, messieurs, nous jetons un rapide coup d'œil en arrière, nous voyons quel chemin immense a été parcouru en quelques années dans l'étude des maladies contagieuses. Il y a bien peu de temps encore tout paraissait mystérieux dans cette question, qui, en somme, constitue la grande pathologie. Malgré les brillantes discussions qui ont eu lieu à diverses reprises devant l'Académie de Médecine, la lumière ne se faisait pas. Aujourd'hui, grâce aux travaux de M. Pasteur, la voie est ouverte, les premiers résultats sont acquis d'une façon indiscutable, les découvertes se précipitent, et il est permis d'espérer que, dans un avenir prochain, nous connaîtrons, non seulement la cause de toutes les maladies contagieuses, mais encore les moyens qui devront être employés pour les combattre.

7944 Paris — Imprimerie de GAUTHIER-VILLARS, quai des Augustins. 55.

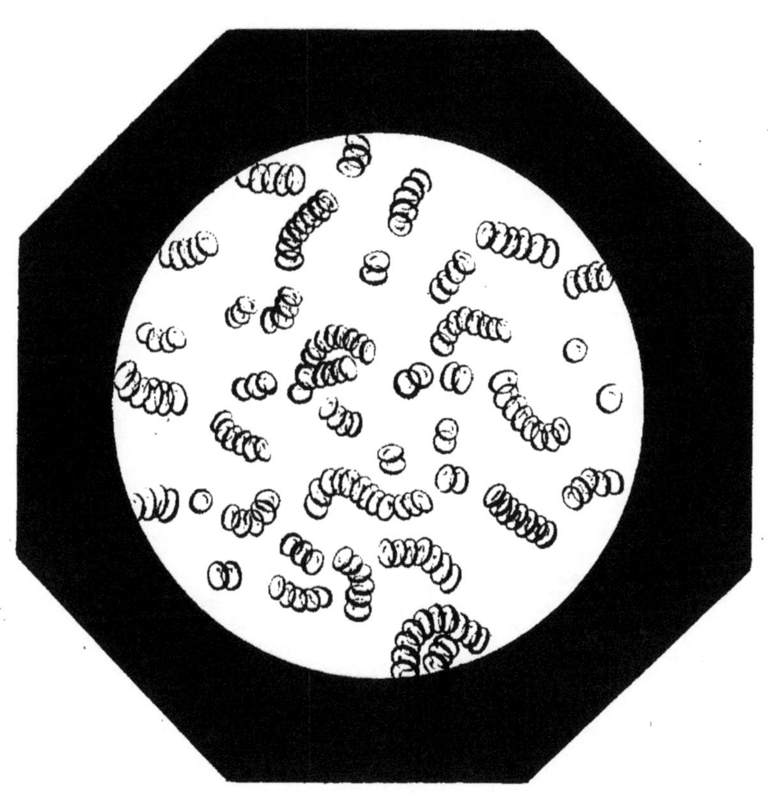

Sang normal.

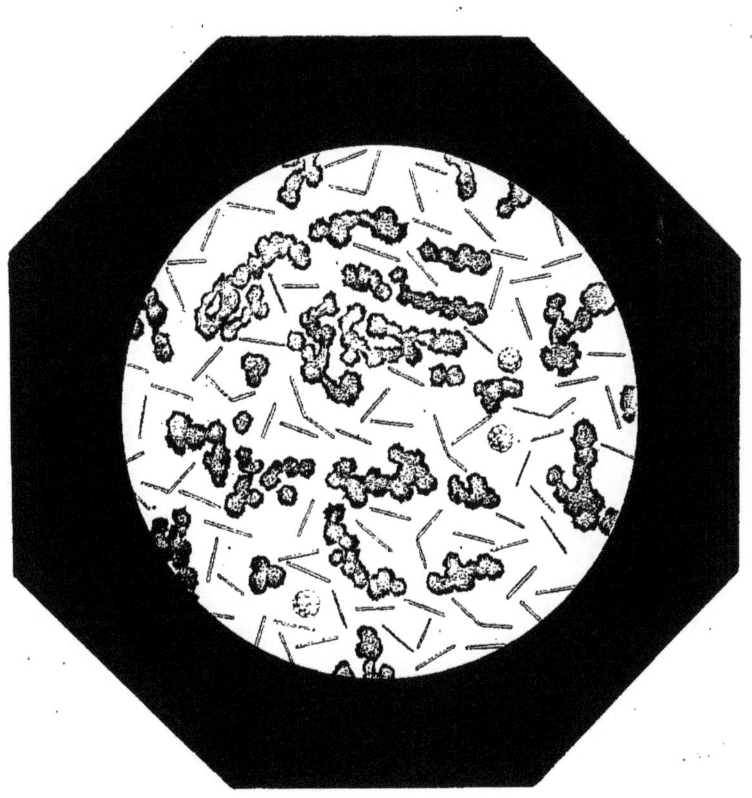

E.Jacquemin lith.   Imp.Becquet, Paris.

Sang charbonneux.

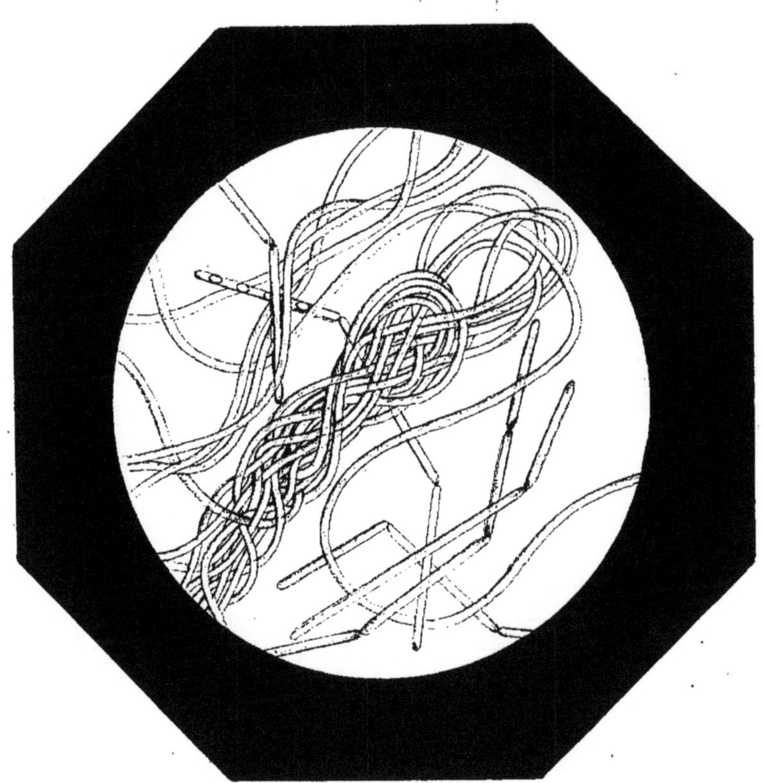

E.Jacquemin lith.   Imp.Becquet, Paris.

Bactéridie charbonneuse

(Culture récente.)

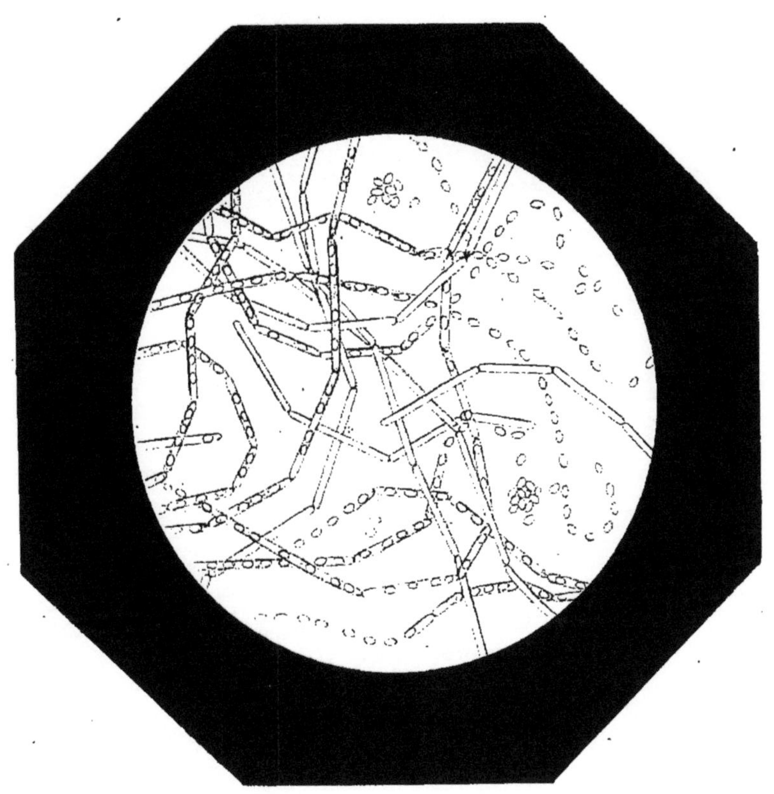

E.Jacquemin lith.   Imp.Becquet,Paris.

Bactéridie charbonneuse
(Culture ancienne.)

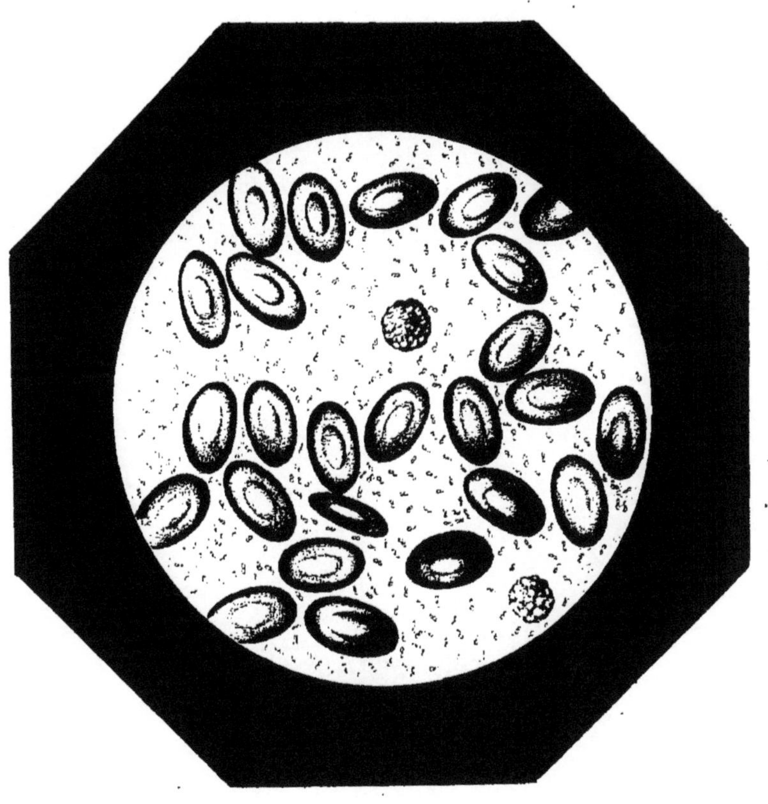

E Jacquemin lith.   Imp .Becquet, Paris.

Sang de poule morte du Choléra des poules.

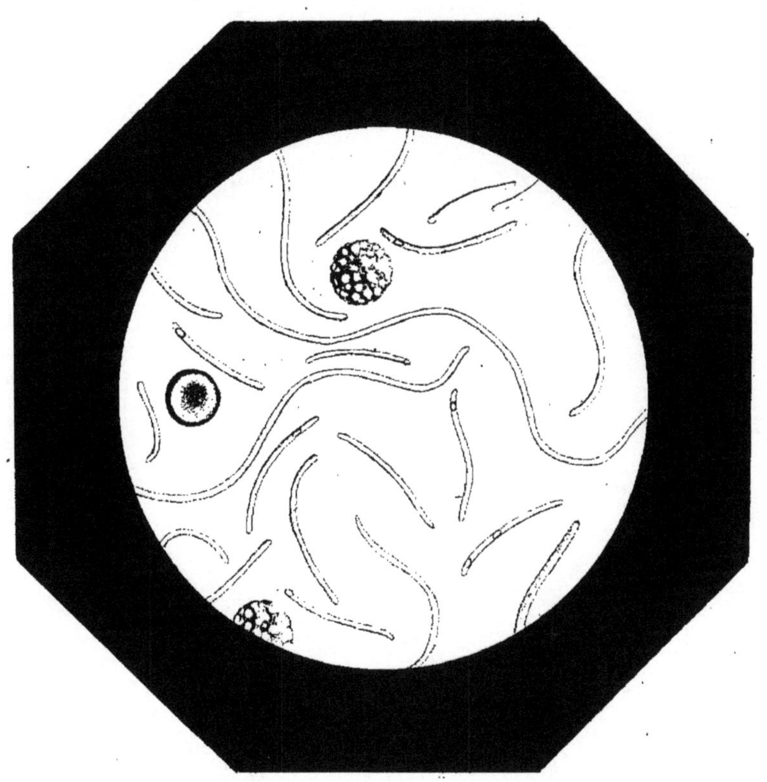

E.Jacquemin lith.   Imp.Becquet, Paris.

Vibrion septique dans la sérosité
péritonéale.

7944 — Paris. — Imprimerie de GAUTHIER-VILLARS, quai des Augustins, 55.